CHATEAUBRIAND ET L'HYSTÉRIE

Par le Dr POTIQUET

LES « MENTERIES » DE CHATEAUBRIAND

Tirage à cent exemplaires.

PARIS
LIBRAIRIE L. LAISNEY
5, PLACE DE LA SORBONNE, 5

1912

P..x : 1 fr. 25.

LES « MENTERIES »

DE

CHATEAUBRIAND

LIBRAIRIE L. LAISNEY

PARIS – 5, Place de la Sorbonne, 5 – PARIS

DU MÊME AUTEUR

Chateaubriand et l'hystérie, deuxième tirage, 1911. 1 fr. 25

La Sylphide de Combourg. 1912. . . . . 0 fr. 50

Paraîtront prochainement :

Chateaubriand. L'anatomie de ses formes et ses amies.

Chateaubriand financier. Ses idées et ses goûts.

Chateaubriand. Son ennui et ses ennuis.

N. B. — Ces fragments du manuscrit de *Chateaubriand et l'hystérie* (nouvelle édition) ne sont encore que des ébauches, ébauches que l'auteur a cependant jugées assez poussées pour mériter une publicité restreinte. On lui dirait que les imperfections y abondent qu'il n'en serait pas surpris, et se regarderait comme l'obligé de qui les lui signalerait avec précision. La thèse qu'il développe, d'abord très discutée, paraît rallier maintenant quelques suffrages. Son élaboration, emploi de loisirs forcés, a été pour lui moins un labeur qu'un divertissement. Il a résisté à la contagion du bâillement de l'homme qui bâilla sa vie. Le bâillement sera sans doute pour les lecteurs.

Sceaux, avril 1912.

CHATEAUBRIAND ET L'HYSTÉRIE

Par le Dr POTIQUET

LES « MENTERIES »

DE

CHATEAUBRIAND

Tirage à cent exemplaires.

PARIS
LIBRAIRIE L. LAISNEY
5, PLACE DE LA SORBONNE, 5

1912

En préparation :

CHATEAUBRIAND
ET
L'HYSTÉRIE

ESSAI DE PSYCHOLOGIE MORBIDE

PAR

Le Dr POTIQUET

NOUVELLE ÉDITION CORRIGÉE ET AUGMENTÉE

A Monsieur Jules Lemaître,
de l'Académie française.

Monsieur et très honoré Maître,

On doit, dit-on, à Montmirel, maître queux d'un illustre plénipotentiaire au Congrès de Vérone, le Chateaubriand aux pommes. *A la façon dont vous accommodiez le grand homme dans vos conférences si diversement goûtées, on crut un moment que vous offriez à vos auditeurs le régal spirituel, mais inattendu, d'un* Chateaubriand aux pommes cuites. *Projectile approprié à la victime, du reste, puisque, comme celle-ci, il aime à s'étaler.*

Le 20 mars der[illegible] un de ces projectiles s'égarait dans la di[illegible] le la Faculté représentée par le très sav[illegible]variste Michel et par un autre. Permettez [illegible] cet autre des médecins visés de vous dédier ces quelques pages. Il croit n'avoir pas été touché. Loin de là et par contre, vous avez, en dépit de vous-même, mis votre talent au service d'une idée qui lui est chère, chère parce qu'il la juge vraie, et aussi sans doute parce qu'elle est sienne. Il lui plaît de négliger l'intention et de ne tenir compte que du fait, où il veut voir un bienfait.

Un de vos lecteurs,
toujours charmé, et amusé quand même.

Dr Potiquet

Sceaux, avril 1912.

AVANT-PROPOS

« *Nous nous demandons si cette vanité incoercible, qui lui fait à chaque minute emplir l'univers de son moi, n'est pas quelque chose de proprement morbide chez ce fils et frère de neurasthéniques. (Des médecins, le Dr Potiquet, le Dr Evariste Michel, ont cru demontrer, l'un l'hystérie, l'autre la demi-folie de Chateaubriand. Quand les médecins s'y mettent.....)* »

Chateaubriand, par M. Jules Lemaître,
La Revue hebdomadaire, 30 mars 1912.

Bien que le caractère de Chateaubriand ne fût pas l'objet de ses conférences, surtout littéraires, M. Jules Lemaître en a, avec finesse, relevé, en passant, les principaux traits : l'inégalité d'humeur et la versatilité, la sensibilité aiguë et l'imagination extraordinairement vive. Chateaubriand a, dit-il, « le don des images » ; chez lui, en effet, la pensée ne reste pas abstraite et terne, elle prend la forme concrète, se matérialise, devient vivante et colorée, elle se fait image. M. Jules Lemaître note, avec des trouvailles d'expression, son orgueil, « son goût de se considérer comme le centre du monde », sa manie d'amplifier ce qu'il touche et surtout ce qui le touche, « ses vantardises », « sa vanité qui ne se repose jamais,... vanité unique, et par le degré, et par le besoin continuel de s'exprimer », son égoïsme, — « l'intérêt qu'il prend aux choses, c'est toujours l'intérêt qu'il prend à lui-même », — sa propension extrême au mensonge, non pas au mensonge pur et simple, mais au mensonge orné de toutes les séductions que prête une imagination éclatante et qui font des *Mémoires* « un roman splendide ». Il note son autosuggestibilité, son aversion pour la continence, — « le paradis que Chateaubriand aurait aimé, c'est le paradis de Mahomet avec de la rêverie autour », — « son manque de vie intime, de réflexion sur soi »; et, parmi tout cela, « une sorte d'innocence », c'est-à-dire d'inconscience. Bref, il fait de lui « un malade et un excessif qui a du génie ». Ailleurs (interview du *Temps*, 14 janvier 1912), M. Jules Lemaître signale son goût de la mise en scène, son besoin d'amplifier et de magnifier son rôle, l'exploitation qu'il fait d'une tristesse trop souvent factice ; il lui reproche de n'avoir jamais pratiqué la simplicité et l'humilité chrétiennes, et conclut en le considérant comme « un superbe comédien ». M. Jules Lemaître a ainsi, comme en se jouant, fait œuvre de neurologiste avisé, relevant un à un les signes psychiques qui, par leur intensité, leur continuité, leur groupement, constituent la mentalité hystérique (P. Hartenberg) ; sans le vouloir, sans le savoir, contre son gré même, il a diagnostiqué l'hystérie ; et nous ne pourrions souhaiter de meilleure préparation à la lecture de la nouvelle édition de notre opuscule que celle de ses conférences. Certes, la silhouette qu'il esquisse peut, par endroits, paraître un peu floue ; mais les neurologistes eux-mêmes s'accordent si peu sur la définition de l'hystérie et sur ses limites qu'on ne peut exiger d'un profane la netteté de contours à laquelle les spécialistes eux-mêmes désespèrent d'atteindre. Limité à ce petit canton de la pathologie, le métier est facile, il le voit, l'hystérie étant, après tout, moins une maladie qu'une forme du caractère. Un peu entraîné, aidé de ses dons d'observateur subtil et pénétrant, M. Jules Lemaître y excellerait : il ne lui manque plus guère que le petit tour de main pour choisir et coller l'étiquette. — Une remarque toutefois : « la vanité incoercible » est bien plus le propre de l'hystérique que le propre du neurasthénique. Léger faux pas. Mais, dit le proverbe, il n'est si bon cheval qui ne bronche.

LES « MENTERIES »

DE

CHATEAUBRIAND

. . . .

Du peu de sincérité de Chateaubriand dans les *Mémoires d'outre-tombe*, les exemples abondent, on le sait[1]. Je n'insisterai que sur l'un

1. M. A. Cassagne, dans un récent ouvrage solidement documenté, *La vie politique de François de Chateaubriand*, signale chez lui, avec preuves nombreuses tirées des *Mémoires*, « ce perpétuel effort pour mystifier le lecteur », c'est-à-dire pour l'abuser en s'amusant de sa crédulité. — « Il y a là ajoute-t-il, un vrai tic de sa physionomie morale. » — Un tic est un phénomène anormal ou morbide; il n'est guère qu'une névrose, l'hystérie, à laquelle on puisse rattacher celui-ci. C'est là une petite contribution fournie par M. A. Cassagne à l'appui de notre démonstration.

Voir comte d'Haussonville, *Ma jeunesse, souvenirs*. Les dires de d'Haussonville sont, eu égard au poste qu'il occupa près de Chateaubriand, ambassadeur à Rome, et au caractère du témoin, particulièrement dignes de foi.

Lire aussi l'enquête prudemment menée et convaincante de M. J. Bédier, *Chateaubriand en Amérique*, *Etudes critiques*.

Gœthe, plus avisé que Chateaubriand — ou plus sincère —

d'eux, parce qu'il n'a pas, que je sache, été suffisamment mis en lumière.

Le 21 mars 1804, le duc d'Enghien était fusillé dans les fossés de Vincennes. Le 22 mars, Chateaubriand envoyait à Talleyrand sa démission de ministre de France près la République du Valais. Il avait accepté ce poste au mois de février précédent « en considération de la Religion », au lendemain de la conspiration de Cadoudal, et, « le train vulgaire des conspirations » n'étant point son fait, il était « aise de s'enfuir aux montagnes[1] ». Cette démission, par son apparente spontanéité, par sa noble audace, lui valut et lui vaut encore beaucoup de louanges. Dans les *Mémoires d'outre-tombe*, Chateaubriand se complait visiblement à en noter toutes les circonstances : il dit son indignation, le danger auquel l'exposait cette résolution courageuse jusqu'à la témérité : « le lion avait goûté le sang, ce n'était pas le moment de l'irriter. » Il peint l'effroi de ses amis, l'affolement de Fontanes, les félicitations et les embrassades de Pasquier,

intitule ses Mémoires *Vérité et Poésie*, ce qui lui donne les coudées franches : il lui est ainsi loisible de lâcher de temps à autre la bride à son imagination, sans mentir au titre de l'ouvrage.

1. *Mémoires d'outre-tombe*, édit. Biré, t. II, p. 397.

le vide que firent ensuite autour de lui les royalistes pressés de servir un nouveau maître, enfin la rancune tenace de Bonaparte. Même son récit pris au pied de la lettre, il se hausse et se drape un peu plus que de raison, célébrant dans un dithyrambe confus, où il y a déjà des accents de mélodrame, « l'élévation de son âme », se plaçant parmi « les grands esprits à l'orgueil affectueux et aux yeux sublimes (*sublimes oculos*) » et « pardonnant avec un dédain miséricordieux » à ceux qui n'ont pas compris la loyauté de son geste. On serait touché de tant de hauteur d'âme, de désintéressement et de courage, si l'on ne pouvait soupçonner l'auteur d'arranger la scène, de dramatiser les faits.

Et d'abord, la lettre par laquelle il donne sa démission, et qu'il ne reproduit pas, n'a rien de cinglant dans la forme, et, si elle contient une allusion à l'exécution du duc d'Enghien, cette allusion est très voilée. Voici cette lettre :

« Citoyen ministre,

« Les médecins viennent de me déclarer que Mme de Chateaubriand est dans un état de santé qui fait craindre pour sa vie. Ne pouvant absolument quitter ma femme dans une pareille circonstance, ni l'exposer au danger d'un voyage.

je supplie Votre Excellence de trouver bon que je lui remette les lettres de créance et les instructions qu'elle m'avait adressées pour le Valais. Je me confie encore à son extrême bienveillance pour faire agréer au Premier Consul les motifs douloureux qui m'empêchent de me charger aujourd'hui de la mission dont il avait bien voulu m'honorer. Comme j'ignore si ma position exige quelques autres démarches, j'ose espérer de votre indulgence ordinaire, citoyen ministre, des ordres et des conseils; je les recevrai avec la reconnaissance que je ne cesserai d'avoir pour vos bontés passées.

« J'ai l'honneur de vous saluer respectueusement.

« CHATEAUBRIAND,

« *Paris, rue de Beaune, hôtel de France.*
« 1er *germinal an XII.* »

Cette démission même ne semble pas avoir ému bien vivement Bonaparte. « C'est bon, » dit-il simplement, en l'apprenant. Talleyrand, en accusant à Chateaubriand réception de sa lettre de démission, lui écrit : « Le citoyen Consul s'était plu à vous donner un témoignage de confiance. Il a vu avec peine, par une suite de cette même bienveillance, les raisons qui vous ont empêché de remplir cette mission. » A moins d'une équivoque, qui reste incertaine, ces mots — les raisons — ne semblent viser que le mauvais état de la santé de Mme de Chateaubriand. Donc l'éclat produit par cette démission dans le gouvernement d'alors ne semble pas avoir été si grand. La rancune de Bonaparte ne fut pas non plus si tenace : en 1811, même après l'article célèbre du *Mercure*, Napoléon, brave homme pour une fois, trois fois brave homme même, s'efforçait de faire attribuer par la deuxième classe de l'Institut (Académie française) à cet écrivain qui lui voulait si peu de bien un des prix décennaux fondés par lui [1], puis, il l'engageait, par l'intermédiaire de Fontanes, à poser sa candidature à cette compagnie [2], il

1. Villemain, *Chateaubriand*, p. 171.

2. A M. Abel qui le questionne au sujet d'une notice biographique, Chateaubriand répond, le 29 septembre 1815 (*Correspondance générale*) : « J'avais reçu l'ordre du duc de Rovigo de me présenter pour candidat à l'Institut, sous peine d'être enfermé pour le reste de mes jours à Vincennes. » Il ajoute qu'il pensa « perdre la vie » dans les incidents qui marquèrent le Discours de réception. Même comme gasconnade, n'est-ce pas un peu vif? Et plus loin, dans cette même lettre : « Je désire que l'on parle de moi le moins possible. » Quelle modestie! Une partie du caractère de l'homme est là, dans cette véracité qui se contente d'approximations parfois fort lointaines, dans ces contrastes d'attitude, où il est difficile de ne pas voir quelque rouerie.

invitait celle-ci à l'élire, enfin il songeait à créer pour lui un poste de Directeur général des bibliothèques de l'Empire. A ces marques de bienveillance — autant de caresses — le Chat[1], en chat hargneux qu'il voulait être,

— Peut-on forcer un chat à la reconnaissance? —

répondit par quelques coups de griffe au travers des ronrons élogieux du discours de réception, discours qu'il lui fut interdit de prononcer. Tout cela fit quelque bruit, mais, on le sait de reste, le bruit n'était pas pour lui déplaire. Ce qui fut tenace, ce fut la rancune de Chateaubriand contre Bónaparte; peu à peu elle se tourna en haine. On le vit bien au pamphlet : *de Buonaparte et des Bourbons.*

Mais cette démission elle-même fut-elle si spontanée? Le sacrifice fut-il si pénible? Il ne le semble pas. Chateaubriand ne cacherait-il pas quelque chose? « J'étais aise, dit-il dans ses *Mémoires*, vers 1834, de m'enfuir aux montagnes. » Or, en mars 1804, il écrivait à un de ses

1. Sobriquet que lui donnaient ses amis dans l'intimité. Ce chat, aux si suaves ronrons, ronrons qui lui valurent tant de caresses, se délectait aussi aux coups de griffe, et naïvement s'en faisait gloire. (M. de Marcellus, *Chateaubriand et son temps*, p. 49).

intimes, à Chênedollé, au sujet de Sion, la capitale du Valais : « Je vais dans un trou horrible[1]. » Et encore : « J'ai accepté malgré la tristesse de la résidence... J'espère n'y faire qu'un court séjour et solliciter quelque place obscure dans une bibliothèque qui me fixe à Paris. » « La chose n'est pas brillante, » écrit-il le 14 mars. Non seulement il n'a pas de secrétaire de légation, mais on lui refuse même un secrétaire particulier. « Dupuy, que j'ai appelé comme secrétaire, a été épouvanté et refuse d'y venir. Je tâcherai de prendre quelque enfant de seize ans qui me coûte peu. »

Au vrai, en mars 1804, la fuite aux montagnes du Valais ne le comblait pas d'aise, et son zèle pour la religion ne tenait pas devant la perspective du trou horrible et devant la faiblesse des émoluments. Tout pesé, le jeu valait-il la chandelle ?

Au reste, il est, à ce moment, en proie à la plus invincible tristesse, une de ces tristesses folles qui portent à envoyer tout promener. Il en veut à « cette triste vie, qui ne mène à rien et qui n'est bonne à rien ». « Quelle triste chose que cette vie ! » écrit-il encore à Chênedollé, toujours

1. *Correspondance générale.*

à cette même époque. Qu'avait donc la vie de si triste pour lui à ce moment?

A ce moment, Mme de Chateaubriand, séparée de lui depuis près de douze ans, depuis son mariage même, venait de le rejoindre, et tous deux habitaient Paris, rue de Beaune, à l'hôtel de France. Sur de sages conseils, auxquels il avait d'abord résisté, l'époux volage avait consenti à reprendre la vie commune; il était convenu que Mme de Chateaubriand l'accompagnerait dans la capitale du Valais. Ne serait-ce point cette sorte de voyage de noces différé et la pensée du tête-à-tête à Sion avec Mme de Chateaubriand qui auraient à ce point attristé son humeur? Les façons détachées dont, à ce moment même, il en usait avec l'épouse, pourraient le donner à penser.

Et non seulement il est triste, mais il pleure. « Vous ne pouvez vous faire une idée de mes chagrins... Je vous embrasse en pleurant; c'est maintenant mon habitude, » écrit-il à Chênedollé à la fin d'une des lettres où il exhale sa tristesse. Eh quoi! tant de larmes sur les joues d'un homme de trente-cinq ans! Quelle sensibilité exaltée, presque maladive! René ne serait-il point, à ce moment, possédé de quelque passion qui l'affole? N'est-ce point Paris qu'il regrette plutôt que Sion qu'il redoute? Peut-être. A Paris, en effet, ou non loin de Paris, est une liaison nouvelle, ou plutôt une liaison retrouvée à son retour de Rome où il avait été secrétaire d'ambassade, Mme de Custine. Déjà, l'année précédente, sa passion pour elle avait été si violente, le regret de la quitter si poignant qu'à la veille de son départ pour Rome, il avait failli dire adieu à la diplomatie : « Vous ne pouvez concevoir ce que je souffre depuis hier, lui écrivait-il en mai 1803; on voulait me faire partir aujourd'hui. J'ai obtenu, par faveur spéciale, qu'on m'accorderait au moins jusqu'à mercredi. Je suis, je vous assure, à moitié fou, et je crois que je finirai par donner ma démission. L'idée de vous quitter me tue... » En mars 1804, même état d'âme qu'en mai 1803. C'est en général par de l'agitation, ou par de l'agitation et des larmes, que se traduisent ses préoccupations féminines[1]. En

1. C'est par de la dépression et de la tristesse que se traduisent ses préoccupations pécuniaires. Ici et là la réaction du système nerveux diffère. Fort instructive est, à cet égard, l'étude de sa correspondance, notamment de celle qu'il entretint avec Frisell et avec Mme de Duras, ses confidents. Si on veut le connaître, c'est là qu'il faut l'aller chercher, et non dans les *Mémoires*, œuvre d'imagination avant tout, où il joue avec le lecteur un perpétuel jeu de cligne-musette. Dans ces lettres, on voit son incurable tristesse, son dégoût de la vie aller presque toujours de pair avec son incurable gêne pécu-

1803, il avait failli donner sa démission; en 1804, il la donna. Avant d'être envoyée, la lettre qui l'annonçait avait été soumise à Mme de Custine; elle ne pouvait lui désagréer. L'amie dut sourire des raisons alléguées, de l'attachement du mari pour sa femme, de la sollicitude dont il entourait sa santé, du danger du voyage auquel il ne pouvait se résoudre à l'exposer. Une lettre, du tour le plus gracieux et le plus tendre, adressée le 30 mai 1804 à Mme de Custine, alors au château de Fervacques (Calvados), lettre publiée par M. de Robethon [1], montre en effet les sentiments contraires, faits d'attraction et de répulsion, qui vers cette époque déchiraient le cœur de René, et ses termes, rapprochés de ceux de la lettre de démission, témoignent que le démissionnaire était passé maître en l'art de feindre. « Je m'ennuie fort à Paris, écrit-il, et j'aspire au moment où je pourrai jouir de quelques heures de liberté, puisqu'il faut renoncer au fond de la chose. Bon Dieu! Comme j'étais peu fait pour cela! Quel pauvre oiseau prison-

niaire, en suivre les variations et comme la courbe, et, aux moments d'extrême détresse, susciter en lui la pensée du suicide.

1. Chédieu de Robethon, *Chateaubriand et Mme de Custine*, p. 63.

nier je suis ! Mais enfin le mois de juillet viendra, je ferai effort pour courir un peu tout autour de Paris, et puis j'irai un peu plus loin. Ce sera comme dans un conte de fée. Il voyagea bien loin, bien loin... et arriva à Fervacques... Là logeait une fée qui n'avait pas le sens commun. J'achèverai l'histoire dans le département du Calvados.

« Mille joies, mille souvenirs, mille espérances... »

M. de Robethon, si favorable cependant à Chateaubriand, ajoute : « Chateaubriand fait évidemment allusion à son mariage, à sa réunion encore toute récente avec Mme de Chateaubriand et à la répugnance que « la vie de ménage » lui inspirait. Il a même dit quelque part que c'est pour échapper à ce sort, et rester indépendant qu'il avait accepté un poste diplomatique, et qu'il était parti pour Rome. » Faut-il dire : *Habemus confitentem reum?* Est-il téméraire d'ajouter : Chateaubriand n'aurait point versé tant de larmes, Sion ne lui aurait sans doute pas paru un trou si horrible, s'il avait pu s'abriter dans ce trou, loin de Mme de Chateaubriand, en tête à tête avec Mme de Custine ?

Une lettre de Joubert à Chênedollé, datée du 20 mars 1804, la veille même de l'exécution du duc d'Enghien, montre à quel point Chateaubriand était irrésolu, combien il était peu pressé de rejoindre son poste : « Chateaubriand est encore à Paris, dit Joubert. Nous n'avons point de ses nouvelles, et mon frère même, qui court après lui sans pouvoir le joindre depuis six jours, n'a pu rien savoir et rien nous apprendre de ses affaires. Il devait partir ; il n'est point parti, et nous ne savons plus s'il partira, et quand et comment il pourra partir. Il nous paraît qu'à cet égard lui-même en sait aussi peu que nous. [1] »

Grande était la perplexité du nouvel ambassadeur. L'exécution du duc d'Enghien ne vint-elle pas à point pour le tirer d'embarras ? Le saisissement et l'indignation qu'il dut éprouver, à sa nouvelle, ne font point doute ; mais, manifestement cette mort servit d'occasion ou de prétexte à sa démission [2]. Elle fut comme la pichenette

1. Joubert, *Sa correspondance*, p. 122.

2. Telle est aussi l'opinion de M. A. Cassagne, *La vie politique de François de Chateaubriand*, p. 205. « N'est-il pas visible, dit-il, qu'il (Chateaubriand) ne cherche qu'une occasion de se soustraire, fût-ce avec éclat et risque, à une dépendance qui lui est devenue odieuse ? » Chateaubriand était, à ce moment, croyons-nous, plus attaché à Mme de Custine qu'il n'était détaché du gouvernement consulaire. L'amour fut, dans sa vie, la grande affaire ; l'amour l'occupa et le passionna plus encore que la politique. Qu'il veuille rester à Paris ou qu'il se montre épris de voyages, il y a presque toujours vers son horizon quelque silhouette féminine qui l'aguiche et sur laquelle il se guide. On sait comment notre Mage, retour de

qui, dans une machine toute prête à fonctionner, fait jouer le déclic. La cause profonde était très vraisemblablement ailleurs : à savoir le désir de rester à Paris, à portée d'une amie à ce moment très chère, et, probablement à côté de ce désir, la joie, chez ce grand indiscipliné, de briser sa chaîne.

Sa démission donnée, « il recouvre, dès ce moment, toute sa gaieté », écrit-il, quelques semaines après, à l'abbé de Bonnevie[1]. Le sacrifice n'avait donc pas été bien grand, et la mort du duc d'Enghien ne l'avait pas affligé longtemps[2]. Celle-ci lui avait fourni le geste de bra-

Jérusalem, se trompa d'étoile, en suivit une qui l'égara vers le ciel voluptueux de l'Andalousie.

M. A. Cassagne relève également comme un des mobiles déterminants de sa démission sa passion pour Mme de Custine. Nous sommes heureux de nous être rencontré avec lui sur ce point ; mais il ne fait intervenir cette influence qu'en seconde ligne. Bien que le très important ouvrage de M. A. Cassagne ait paru un peu après la première édition de notre opuscule, les pages relatives à ce sujet ont été certainement écrites à une date antérieure.

1. *Correspondance générale.*

2. Les Emigrés restés à Londres avaient quelque raison de douter de sa ferveur bourbonnienne. Peltier, rédacteur de l'*Ambigu*, journal dévoué à la cause royale, continue jusqu'en 1806 à poursuivre de ses sarcasmes le transfuge qui, après avoir songé à dédier le *Génie du christianisme* à Louis XVIII, en a fait hommage à Bonaparte. M. F. Baldensperger, *Études d'histoire littéraire*, deuxième série, p. 140 et suiv.

voure destiné à masquer d'autres mobiles dont l'un n'était qu'une faiblesse d'un aveu difficile. Le public y fut pris. Lui-même eut soin d'entretenir la méprise. Une des raisons de sa conduite, celle qui, suivant toute vraisemblance, était la principale, pouvait tourner à sa honte ou le mettre en posture ridicule ; à tout le moins, elle ne le grandissait pas : il se garda d'en souffler mot. Et quant au prétexte, il le développa, l'amplifia, l'orna, l'adorna encore, l'agrémenta, le magnifia, et de plus, il le répéta, le ressassa avec tant d'art et tant d'obstination que, pendant plus d'un demi-siècle, la postérité prit, bouche bée, cette vessie pour une lanterne. Oh ! l'homme habile ! « Un peu de cabotinage ne dépare pas Chateaubriand, » remarque M. André Beaunier, qui l'a, par endroits, finement et spirituellement percé à jour [1]. Oh ! l'homme habile ! Mais il avait compté sans ses lettres.

Et voilà dans ses *Mémoires* sa manière d'écrire l'histoire ; c'est le procédé qu'il applique au récit de chacun de ses gestes : laisser dans l'ombre ce qui pourrait le diminuer, placer en vive lumière, en s'aidant, au besoin, de quelques artifices chers

1. M. A. Beaunier, *Trois amies de Chateaubriand*, p. 272.

aux peintres, ce qui doit le grandir[1]. Façon ingénieuse, sinon ingénue, d'user du clair-obscur.

On dira : il était poète, comme tel, ami des légendes, tenu même d'en créer. Or, la légende s'accommode mal de l'épaisse réalité. Un grain de vérité la rassasie ; les breuvages légers, aiguisés de quelques pointes de fantaisie, la rendent floride. — Il est vrai.

« Le mensonge et les vers de tout temps sont amis. »

a dit La Fontaine. Et le cas n'est peut-être pas, après tout, pendable. Cependant Chateaubriand ne s'est-il pas trop souvent pris lui-même pour sujet de légende ? Et cela même admis, le régime qu'il impose à la réalité n'est-il pas une cure d'émaciation sans mesure ? Et puis que n'avouait-il gaiement, avec humour, un peu de cette supercherie familière à tout homme qui parle de soi ? Il se serait, de prime saut et sans débat fâcheux pour son crédit, installé à la place qui, en réalité, est sienne, à savoir parmi nos grands conteurs, un conteur plein de magnificence. Loin de là, voici qu'il joue au personnage grave : « J'écris

1. Il ne trahit pas absolument la vérité, « il ne va pas jusque-là, dit très justement M. Léon Séché, mais il n'en dit qu'une partie, quand il y est intéressé, à seule fin de garder le beau rôle. » *Hortense Allart de Méritens*, p. 140.

principalement, dit-il dans une Introduction à ses *Mémoires*[1], pour rendre compte de moi-même à moi-même. » D'un compte rendu on est en droit d'exiger plus de fidélité. Entreprise scabreuse du reste qu'un examen de conscience choisi comme motif littéraire. La conscience et la littérature vraie n'ont généralement rien à gagner à cette confusion des genres, la conscience surtout : le plus souvent le travesti y foisonne et en fait une mascarade. Il y a des mascarades moins drôles — et moins belles — que les *Mémoires d'outre-tombe*[2].

En vingt endroits de ses *Mémoires*, Chateaubriand fait allusion au geste de 1804 ; c'est là, juge-t-il, un de ses titres de gloire aux yeux de la postérité. Il tâche aussi à s'en faire un titre à la reconnaissance des Bourbons, titre qu'il s'ef-

1. V. Giraud, *Chateaubriand*, p. 30.

2. Chateaubriand était né mystificateur, probablement dupe de ses mystifications, suivant M. Ch. Le Goffic, qui le placerait volontiers à la suite de l'auteur d'*Ossian*, de nombre d'écrivains bretons, parmi les mythomanes du Dr Dupré, dans le voisinage de Mme Humbert. Ainsi le voudrait la race. « Une race paraît avoir élevé la supercherie littéraire à la hauteur d'un genre national, et cette race, je rougis de l'écrire, est la race celtique. Il n'en est point chez qui on trouverait plus de mystificateurs, qui aient poussé plus loin et soutenu plus longtemps leurs mystifications. » Ch. Le Goffic, *L'âme bretonne*, deuxième série, p. 32.

forcera dans la suite de convertir en quelque chose de substantiel, en un titre de rente, rente annuelle de 12.000 francs, équivalant à son traitement de pair de France. « Comme j'ai tout perdu pour leur couronne, gémit-il non sans quelque raison, il serait assez juste qu'ils me nourrissent[1]. » Cette rente, il l'obtint en 1843, après en avoir d'abord refusé l'offre en échange d'une somme de 20.000 francs. Toute la stratégie déployée par lui dans cette circonstance, mouvements enveloppants exécutés par des auxiliaires, marches, démarches et contre-marches, amusante à suivre dans sa correspondance, éclaire vivement sa psychologie. Mme Bayart, la nourrice du comte de Chambord, dont le mari était ou avait été créancier du vicomte, s'employa avec ardeur dans ces négociations[2]; elle parvint à tirer les marrons du feu : cette fois, ce fut Raton qui les croqua.

« Talent malin, » dit de lui M. André Beaunier, dont la verve pimpante s'est joué autour et parfois aux dépens de l'idole. D'autre part, comment ne pas s'apitoyer sur l'effarante détresse que,

1. *Mémoires d'outre-tombe*, t. V, p. 144.

2. E. Biré, *Les dernières années de Chateaubriand*, p. 133 et suiv. — M. François Laurentie, *Lettres inédites de Chateaubriand*. Le Correspondant, 25 décembre 1911.

déjà endetté, il affrontait résolument en août 1830, refusant, à la différence de nombre de ses collègues de la Chambre des pairs, de s'incliner devant le gouvernement nouveau ? Et, tout en faisant la part de ce qui, dans cette attitude, peut revenir à son naturel rétif et porté aux éclats, comment ne pas être touché de ce qu'il y eut en elle de fierté désintéressée et de hauteur d'âme ? Eh ! non, comme maint hystérique, ce diable d'homme ne faisait rien comme tout le monde : voilà une excentricité qui mérite d'être louée. Caractère tout en contrastes, et qu'on ne peut, ce semble, apprécier équitablement que par des jugements contrastés.

« Rouerie merveilleuse » que celle de Chateaubriand, dit encore M. André Beaunier. Pas toujours si merveilleuse, puisqu'on vient de la voir tenue en échec. Et puis, ce jugement n'est-il pas trop simpliste en face d'une nature aussi complexe, et ne chargerait-il pas indûment la mémoire du grand homme de tout ce que le mot de rouerie contient d'indélicatesse ? Si, en effet, il était habile à se jouer des autres, il ne l'était pas moins à se duper lui-même, et, à côté de sa propension avérée au mensonge, il faut faire la part de son autosuggestibilité.

Suggérer, c'est faire pénétrer une idée dans la

pensée. La suggestion est l'action de faire pénétrer dans la pensée, soit dans la pensée d'autrui (hétérosuggestion), soit dans sa propre pensée (autosuggestion), une idée qui peut rester là à l'état d'idée, mais qui, le plus souvent, tend à se transformer en sentiment, en sensation, en acte ou même en trouble viscéral. La suggestion s'adresse moins aux facultés supérieures de l'intelligence qu'aux tendances de la vie affective, à ce que M. Grasset[1] désigne du nom de psychisme inférieur : amour, crainte, espoir, amour-propre, intérêt, etc., qui émeuvent la sensibilité ou frappent l'imagination. De même que toute idée tend à provoquer l'acte, tout acte tend à susciter l'idée correspondante. C'est ainsi que la politesse, bonté de convention et d'apparence, n'est cependant pas vaine ; « elle va toujours plus loin que les manières et devient une forme d'âme : on ne se donne pas les apparences de la bonté, sans devenir bon soi-même à quelque degré. » (Dugas.) Pour bien se pénétrer des sentiments d'Hamlet, Mounet-Sully se serait, dit-on, efforcé pendant dix ans d'agir en tout, dans son langage, dans sa démarche, dans son attitude, comme s'il

1. J. Grasset, *Introduction physiologique à l'étude de la philosophie*, deuxième édition.

avait été Hamlet[1]. Tout acte tend aussi à entraîner l'acte : imitation ou suggestion, on sait à quel point le rire et le bâillement sont contagieux.

Rien de plus commun que la suggestion sous ses deux formes : notre vie individuelle, familiale, sociale en est tissée. Si les enfants sont si souvent comme le reflet des parents, c'est en partie le fait de l'imitation et de l'hétérosuggestion agissant par la parole, les actes, les gestes, les attitudes, les habitudes d'esprit. Orateurs, prédicateurs, médecins, guérisseurs, thaumaturges, charlatans de tout acabit, usent quotidiennement de l'hétérosuggestion, hétérosuggestion dont la valeur morale dépend des moyens employés et du but proposé. Il n'est pas rare que l'éloquence et le charlatanisme se donnent et, en vieilles connaissances, se serrent la main. « Ah ! L'éloquence ! Quelle gueuse ! » a pu dire Gavarni. Toute éloquence n'est cependant pas gueuserie : telle celle du philosophe, faite surtout de dialectique. Souvent même, en usant de l'hétérosuggestion, nous sommes pris au piège de nos paroles et de notre mimique : sans l'avoir prémédité, nous sommes les bénéficiaires ou les victimes de l'autosuggestion qui vient doubler

1. Le Père Eymieu, *Le gouvernement de soi-même*, p. 190.

l'hétérosuggestion que seule nous avions voulu provoquer. Prêcher la morale est un exercice salutaire, dont le prêcheur profite souvent plus que le prêché. Le fanfaron de vices s'expose fort à devenir plus vicieux qu'il n'était : autosuggestion. Le menteur, à force de répéter une histoire inventée par lui, finit par y croire : autosuggestion.

Tel, comme dit Merlin, cuide engeigner autrui
Qui souvent s'engeigne soi-même.

Autosuggestion, le vêtement : qui se plaît aux bals costumés sait que ses idées sont tout autres sous le pourpoint du marquis ou sous la blouse du roulier, surtout s'il joint au travesti les gestes à l'avenant ; ici, c'est l'acte, sous la forme du costume et du geste, qui entraîne l'idée : en dépit du proverbe, l'habit fait un peu le moine.

Une boulette de *mica panis*, prescrite d'un geste assuré, amène chez une hystérique constipée la diarrhée libératrice, ô miracle ! Qui a fait le miracle ? L'autosuggestion de la patiente provoquée par l'hétérosuggestion venant du médecin, toute idée suggérée tendant, chez une hystérique surtout, à se réaliser. Il est ainsi des centres, qui n'ont rien d'intellectuel, où la suggestion est pratiquée en grand, avec, de temps à autre, quelques petits succès. La sérénité des Thraséas, des Corbulon, des stoïciens anciens ou modernes en face de la douleur et de la mort : autosuggestion, et de l'espèce la plus noble. Si la gaieté est, comme le disent les adeptes du *Mind cure*, affaire d'initiative, c'est qu'elle est affaire d'autosuggestion. Belle humeur, idées noires dépendent moins des événements que de la direction que nous imprimons ou que nous laissons prendre à notre esprit[1]. Savoir manier l'autosuggestion, là est, en bonne partie, le secret du bonheur. Il est un art d'être malheureux comme il est un art d'être heureux. Le plus sûr moyen d'aviver et de perpétuer un souci n'est-il pas d'occuper son temps à en supputer les causes, à en mesurer l'étendue ? La suggestion pénètre ainsi toute notre vie ; elle la pénètre si bien qu'on pourrait dire d'elle, comme du temps, qu'elle est l'étoffe dont la vie est faite ; mais elle la pénètre à des degrés très divers, et les névropathes jouissent à cet égard d'une perméabilité singulière.

La suggestibilité est la disposition à être suggestionné. Elle varie, comme degré, suivant les sujets ; elle est, d'une manière générale, plus

1. M. J. Bourdeau, *Pragmatisme et modernisme*, p. 89.

marquée chez l'enfant que chez l'homme fait; plus marquée chez la femme que chez l'homme ; plus marquée chez les êtres émotifs, vivant surtout de la vie affective, que chez ceux qui, vivant surtout d'une vie intellectuelle, ont la pleine possession d'eux-mêmes. Contenue dans certaines limites, elle est un phénomène normal. Pour elle, comme pour l'immense majorité des signes psychiques de l'hystérie, c'est son intensité et sa continuité qui en font un phénomène morbide et qui lui confèrent la marque hystérique.

L'hétérosuggestibilité est la disposition à se laisser persuader, soit par autrui, soit par les choses ou les événements. Elle est généralement le lot des esprits faibles, timides, sans ressort, amorphes. L'hétérosuggestibilité venant d'autrui était chez Chateaubriand des plus minces, lorsqu'elle n'avait point sa vanité pour complice : il avait, pour s'y laisser prendre, trop d'orgueil, était trop porté à la contradiction. Il était aussi trop peu enclin à la pitié envers les autres [1]. Il ne s'attristait guère de leur tristesse. Il était, par

1. « Sa sensibilité n'a jamais pour objet que lui-même. » M. E. Faguet, *Dix-neuvième siècle*, p. 43.

« M. de Chateaubriand ne me croira malade que quand je serai morte : c'est sa manière ; elle épargne bien des inquiétudes. » Mme de Duras à Mlle de Constant. G. Pailhès, *Mme de Duras et Chateaubriand*, p. 484.

contre, remarquablement accessible à l'hétéro-suggestion venant des choses, notamment des événements et des grands spectacles de la nature.

Autant, en face des suggestions d'autrui, généralement il se hérisse, autant il fait bon visage aux suggestions qui viennent de son moi : grande est son autosuggestibilité.

« L'autosuggestibilité morbide est une disposition à imaginer, à inventer, sans s'apercevoir qu'on imagine, et en attachant la plus grande importance et tous les caractères de la réalité aux produits de son invention. » (Binet.) « L'autosuggestibilité exagérée des hystériques dépend de deux facteurs, dit M. P. Hartenberg, d'abord de la faiblesse du contrôle supérieur exercé par le jugement critique ; ensuite et surtout de la puissance idéo-plastique des représentations mentales, et cette intensité des représentations mentales est fonction de l'imagination créatrice[1]. » Or, Chateaubriand était aussi pauvre en pouvoir de contrôle sur ses pensées et ses tendances qu'il était riche d'imagination. La débilité de son jugement appliqué aux opérations de son moi intérieur avait été notée par Joubert, comme on l'a vu, et la puissance inven-

1. P. Hartenberg, *L'hystérie et les hystériques*, p. 224.

tive de son imagination est depuis longtemps un truisme. Un moi non plié à une discipline morale, livré à une sorte d'automatisme, et une imagination merveilleusement experte à enrichir, à transfigurer tout ce qu'elle touchait, faisaient de lui, pour la fiction sous toutes ses formes, comme une terre d'élection. Il réunissait ainsi, à un degré éminent, les conditions propres à réaliser en lui l'autosuggestibilité morbide. En cela, suivant M. Ch. Le Goffic, il était bien Celte.

Cette autosuggestibilité dérivait aussi en partie de son orgueil, de son égoïsme, égoïsme tranquille, à peine voulu, comme inconscient, qui faisait de lui, à ses yeux, comme le centre du monde, qui n'était guère qu'une tendance à s'abstraire du dehors, à se tirer hors de l'humanité, qui s'exprimait socialement par le goût de la solitude, culte du moi si vaste et si profond qu'il semble moins un défaut qu'une manière d'être foncière de sa nature. Ajoutez à cela un certain degré d'amnésie, semble-t-il, quelque tendance à oublier tout ce qui ne se rapporte pas à l'attitude concertée [1]. Tout cela évoluant en

1. « Chez l'hystérique, c'est l'excès de la condensation de l'activité psychique sur une seule représentation mentale hypertrophiée qui crée secondairement les distractions, les

lui dans la pénombre du subconscient; travail de gauchissement de la vérité qui paraît bien avoir été en bonne partie spontané, n'avoir pas été l'œuvre de la seule volonté. Il était donc merveilleusement apte à s'en faire accroire à peu près inconsciemment, sans que sa tendance à en faire accroire aux autres fût tout à fait inconsciente. Il inventait sans trop s'apercevoir qu'il inventait; il corrigeait le réel sans se rendre pleinement compte qu'il le corrigeait; il s'en apercevait bien un peu, plus qu'un peu même, mais jamais complètement, semble-t-il ; on veut le croire, du moins. « Il disait ce qui lui venait à l'esprit, sans autre préoccupation [1]. » Il mentait surtout par inadvertance.

Besogne ingrate, du reste, que de vouloir ici démêler exactement ce qui revient au mensonge et ce qui est le fait de l'autosuggestion. Autosuggestion, mot commode qui n'est assez souvent peut-être qu'un euphémisme complaisant désignant une forme particulière du mensonge obstiné. Dans le doute, mieux vaut, tout en restant sur ses gardes, incliner vers la mansuétude.

amnésies. » P. Hartenberg, *L'hystérie et les hystériques*, p. 239.

1. M. Pierre Janet, *L'automatisme psychologique*, 6e édition, p. 217.

Et puis, tout pesé, n'y aurait-il pas quelque naïveté à s'étonner du peu de véracité des *Mémoires* ? Au vrai, le témoin d'un événement ne le raconte point tel qu'il s'est passé, mais tel qu'il l'a vu ; et, même d'une bonne foi parfaite, il ne l'a vu qu'à travers le prisme de ses idées, de ses tendances, de ses préjugés, de tout ce qui constitue sa personnalité ; c'est dire qu'il l'a vu plus ou moins déformé : autant d'hommes, autant de versions du même fait, fût-il récent. Malebranche disait ne pas faire plus de cas des récits des historiens que des commérages de sa portière. L'histoire, des histoires ! dit-on parfois. Il y a du vrai dans ces boutades. Les faits ne risquent-ils pas encore plus d'être déformés si le narrateur, même sur ses gardes, même attentif à ne pas choir dans les pièges que lui tendent son amour-propre et son imagination coalisés, se raconte lui-même ? Plus déformés seront-ils encore si l'écrivain est vaniteux, « le plus vaniteux de la littérature française, et probablement de toutes les littératures » ; (Jules Lemaitre.) plus déformés encore s'il est pourvu d'une imagination vive et d'une suggestibilité grande ; plus déformés encore s'il les raconte longtemps après qu'ils sont survenus ; plus déformés encore s'il trouve dans des auditeurs, des auditrices surtout, prévenus en sa faveur, des complices de sa vanité ; plus déformés encore s'il prévoit que les témoins des événements racontés auront, pour la plupart, disparus lorsque ses récits verront le grand jour de la publicité, et qu'il est assuré de n'être plus là. Que de causes de déformations ! Tout ne conspirait-il pas contre la véracité des *Mémoires d'outre-tombe* ? Aussi Chateaubriand, « talent malin », en prit-il à son aise en modelant l'effigie qu'il destinait à la postérité : il joua du coup de pouce avec furie, avec frénésie. Il en joua à miracle ; aussi les *Mémoires* sont-ils à peu près dénués de toute valeur documentaire, et ne valent-ils guère que comme roman, « un roman splendide, à cent actes divers ». (Jules Lemaître.)

Le jugement à porter sur le défaut de véracité de Chateaubriand peut et doit trouver dans certaines de ces raisons des motifs d'indulgence, bien qu'il y ait eu sans doute au début un entraînement conscient auquel il préféra ne pas résister.

Ainsi qu'on l'a vu plus haut, à propos de son pessimisme, ainsi qu'on le verra plus loin, au sujet de sa détresse pécuniaire après 1814, comme on le voit ici même, dans le récit de sa démission de ministre du Valais, l'autosuggestion, à un degré souvent maladif, remplit sa vie et de sa vie se déverse dans nombre de ses œuvres [1].

Touchant le geste qui nous occupe, trente-quatre ans s'écoulèrent entre l'événement (1804) et le récit des *Mémoires* (1838), trente-quatre ans durant lesquels l'autosuggestion eut le temps de faire et de parfaire son œuvre ; trente-quatre ans durant lesquels la vanité de l'homme, l'entraînement des causeries, le désir d'étonner et d'être admiré, les louanges des auditeurs et les adulations des auditrices, l'influence de la petite cour de l'Abbaye-au-Bois, si pernicieuse pour son hygiène psychique, faite tout exprès pour exaspérer sa vanité, travaillèrent, de concert avec son imagination, pour habiller la vérité du costume que l'on sait ; bien que la Vérité soit femme, il ne l'aimait point toute nue. Trente-quatre ans pendant lesquels il conta cette histoire, et sans discrétion, — on le voit aux propos de M. de Marcellus. La raconter, n'était-ce pas se décerner à soi-même un brevet de courage, et, après 1814, ajouter au brevet un certificat de royalisme indéfectible [2] ? Comment son imagination échauf-

1. Elle y a été signalée notamment par MM. J. Bédier, Ch. Le Goffic, Jules Lemaître.

2. En l'année où il écrivait (1838), il avait précisément grand besoin de ce certificat. A cette époque, il souhaitait vivement

fée n'y aurait-elle pas, de temps à autre, plaqué quelque rehaut ? Comment n'aurait-il pas fini par croire à cette sornette splendide, entée sur un brin de vérité ? Et c'est ainsi que le récit de sa démission de ministre du Valais peut apparaître comme étant, en bonne partie, le produit de l'autosuggestibilité morbide. Puisque nous faisons de lui un malade, ayons pour lui quelque indulgence en 1838, mais il méritait bien quelque blâme, croyons-nous, en 1804 et dans les années qui suivirent.

Si l'on veut bien se reporter à la lettre qu'il adressait en 1817 à M. Abel, le récit des *Mémoires* témoigne même de quelque modération ; car, tout en affectant dans cette lettre beaucoup de modestie, il y convie, non sans malice, son biographe à donner dans les excès ; et, malgré qu'on en ait, voilà que les deux mots de M. André Beaunier, « merveilleuse rouerie », vous reviennent à l'esprit.

Entreprise hasardée que de vouloir doser, surtout à distance, dans les actes ou le langage

« être admis dans les Conseils de son roi ». Or, il se savait tenu en échec par l'hostilité motivée de la duchesse d'Angoulême. Le récit des *Mémoires* pourrait bien avoir été une manière de plaidoyer. Voir M. Laurentie, *Lettres inédites de Chateaubriand*. Le Correspondant, 25 décembre 1911.

d'un hystérique les parts respectives du conscient, du subconscient et de l'inconscient! Partagé entre le désir d'être juste et la crainte d'être dupe[1], on hésite, on tâtonne, et il n'est pas bien sûr que quelque incohérence, ou même quelques contradictions, ne se glissent au milieu de ces tâtonnements. Μέμνησο ἀπιστεῖν, telle doit être la devise de tout psychologue en face de tout hystérique : souviens-toi de te méfier. Il faut même se méfier deux fois : se méfier du sujet, de ses gestes, de ses mines, de ses attitudes, de ses dires, même de son silence; et aussi se méfier de soi-même; tant de séductions émanent de ces névropathes! Et comment se méfier, quand on est sous le charme? Aussi l'histoire de l'hystérie du sexe faible est-elle comme le martyrologe du sexe fort. Dans cette lutte investigatrice avec ces natures extraordinairement déliées et fuyantes, expertes à miracle en détours, en tours et en retours, on est, à tout instant, sur le point de mettre les pouces et de donner sa langue au chat.

1. Joubert lui-même fut joué, Joubert qui faisait métier de moraliste perspicace! Il lui arriva, en 1804, de témoigner en faveur de l'innocence de son jeune ami. Or, certaine lettre de celui-ci montre qu'en cette circonstance, par une plaisante inversion, l'innocent pur et simple, oh! très simple, était Joubert; l'autre était un innocent fourré de malice.

*
* *

Un des jugements les plus sévères portés sur la véracité des *Mémoires d'outre-tombe* est celui de l'abbé de Mondésir qui, écrivant en 1842, ne les avait pas lus; et non seulement ce jugement avant la lettre n'avait rien de téméraire, mais il était des plus autorisés[1]. Que sont les *Mémoires d'outre-tombe?* Un témoignage, dont la valeur dépend de la véracité du témoin. Or, l'abbé de Mondésir avait, pendant cent quatre jours, vécu avec le témoin d'une vie commune : il savait ce que son imagination débridée était capable d'enfanter de contes romanesques, et cela suffisait pour qu'il mît les lecteurs futurs en garde contre ses « menteries ».

L'abbé de Mondésir faisait partie d'un groupe de professeurs et d'élèves de Saint-Sulpice qui, fuyant la Révolution, s'était embarqué, en 1791, à Saint-Malo pour faire voile vers l'Amérique. Le hasard leur avait donné pour compagnon de traversée un jeune homme « à tête chevaleresque », qui n'était autre que le chevalier de

1. V. Giraud, *Nouvelles études sur Chateaubriand*, p. 162.

Chateaubriand. Celui-ci les étonna bientôt par des singularités qui touchaient parfois à l'extravagance. L'abbé de Mondésir nous le montre « assistant aux exercices sprituels, non pas à l'oraison ou au chapelet, mais à la lecture de piété qui se faisait en commun » ; il le montre tenant à faire la lecture plus souvent qu'à son tour, et « la faisant sur le ton de la tragédie », haranguant, le vendredi saint, un grand crucifix à la main, l'équipage « en paroles extrêmement fortes et brûlantes, au point que, s'il se fût trouvé un juif à bord, je ne doute nullement, dit l'abbé, que nos matelots ne l'eussent jeté à la mer » ; il le montre se faisant, au milieu d'une tempête, attacher au grand mât, afin de mieux jouir du spectacle, et là, battu des vents, fouetté par les vagues, invoquant Homère et apostrophant la tempête ; puis, descendant à terre à l'île Gracieuse, l'une des Açores, et revenant le lendemain « avec force nouvelles, partie forgées, partie embellies [1] ». Entre autres menteries dont s'indigne le bon abbé, « il voulait nous faire accroire, écrit-il, qu'après avoir soupé à deux

1. « Les sujets qui ne sont pas hystériques mentent simplement, tranquillement... Ce qui confère au mensonge son caractère hystérique, c'est la fabulation sensationnelle et superflue. » P. Hartenberg, *L'hystérie et les hystériques*, p. 205.

heures du matin avec un de ces moines (un moine du couvent de Saint-Pierre d'Alcantara), il avait entendu la messe de ce même moine au lever de l'aurore ».

Il y a dans les pages des *Mémoires d'outre-tombe* consacrées à cette traversée un peu de tout cela, mais présenté, comme de juste, sous un autre jour. Il y a aussi dans les *Mémoires* une baignade intrépide où l'auteur se jette du mât de beaupré à la mer et lutte témérairement contre la houle, au milieu des requins. Dans le récit de l'abbé, cette baignade héroïque se réduit à une simple trempe d'un moment avec sangles et cordages sous les aisselles, trempe laborieuse et sans gloire qui ne fut qu'une sorte de bain de siège très mal supporté, puisque le héros s'évanouit. Revenu à lui sur le tillac, le chevalier se mit à dire : « Eh bien ! je sais maintenant à quoi m'en tenir. » Il se jugeait suffisamment documenté ; son imagination ferait le reste. Prière de lire dans les *Mémoires* ce qu'elle fit[1].

Ne reconnaît-on pas là un de nos types d'hystériques, « celui qui ne fait rien comme tout le

1. « La richesse de la fabulation mise au service de la vanité, voilà encore la marque hystérique. » P. Hartenberg, *L'hystérie et les hystériques*, p. 207. Au reste, tout le chapitre est à lire.

monde[1] », trop vaniteux pour se résigner à passer inaperçu, aimant occuper la scène, et l'occupant sans modestie, exubérant, extravagant, tumultueux, excentrique, parce que l'excentricité est en elle-même une joie et qu'elle est une façon d'attirer l'attention sur soi ; « se donnant tout entier à la sensation, à l'émotion du moment[2] » ; ayant, qu'il parle ou qu'il agisse, le goût du romanesque ; sachant, à l'occasion, parler le langage de la passion et entraîner les foules ; ayant en lui tantôt du Savonarole et tantôt du Don Quichotte ; sublime à moins qu'il ne soit ridicule ; sincère dans sa recherche de sensations nouvelles et les recherchant parfois à corps perdu, un peu moins sincère dans le récit qu'il en fait, ayant pour cela « l'imagination trop forte » ; et rapportant d'une simple promenade de vingt-quatre heures une magnifique et éblouissante gerbe de contes et de descriptions colorées. Type extrêmement divertissant, en somme, pourvu qu'on se garde d'être sa dupe, type utile même, mais à titre d'exception, utile pour secouer de temps à autre l'humanité engourdie, pour aiguillonner une société repue

1. E. Régis, *Précis de Psychiâtrie*, 4e édition, p. 1041.
2. Hartenberg, *L'hystérie et les hystériques*, p. 238.

de lourdes vulgarités, délasser un groupe excédé de logique, pour enchanter et dérider tout ensemble ceux qui peuvent s'émerveiller sans renoncer à l'exercice de leur judiciaire.

« J'écris ces menteries incroyables, dit l'abbé de Mondésir parlant des hâbleries du chevalier de Chateaubriand à son retour de l'île Gracieuse, dans la crainte qu'elles ne se lisent plus tard, dans une œuvre posthume de l'auteur, dont nous sommes déjà menacés de son vivant. Avis donc aux lecteurs futurs ! »

— « Nous avons lu, mon Père. Grâces vous « soient rendues. Nous avons été fort scandali« sés ; mais nous nous sommes encore plus « divertis. Rien de désopilant comme de jolies « menteries dont on n'est pas la dupe. On ne « peut toujours faire oraison.

« D'ailleurs, puisqu'il était poète, ne peut-on « pas chez lui appeler

« ...rêveries
« Ce qu'en d'autres qu'un maître on nomme menteries ? »

« C'est Corneille qui nous y invite.

« Si Chateaubriand nous enchante, n'est-ce « point par ses rêveries et par l'ample et somp« tueux costume dont il les revêt ? N'est-il point « là presque tout entier ? Et n'aurions-nous pas

« mauvaise grâce à lui reprocher le plaisir même « que nous lui devons ? Si dans ses descrip- « tions de l'île Gracieuse, comme dans tant « d'autres, il corrigeait le réel, c'était pour l'em- « bellir, ajouter encore à la beauté des œuvres « du Créateur. Le bon Dieu lui-même est donc « son obligé.

« Expurgez les *Mémoires d'outre-tombe* de « toutes les rêveries de l'auteur. Que reste-t-il ? « quelques réalités, pour la plupart assez plates.

« Certes, dans le récit de son tête-à-tête avec « le moine du Couvent de Saint-Pierre d'Alcan- « tara, il a un peu brouillé les heures. Mais si, « en fait, il a calomnié le bon moine en le fai- « sant souper à deux heures du matin et officier à « l'aurore, soyez sûr qu'il n'y entendait pas « malice : quoique chevalier de Malte, il était « peu informé des exigences du jeûne eucharis- « tique.

« Il a voulu vous en faire accroire, dites-vous. « Il s'en est fait accroire bien plus à lui-même, « et sur tous les chapitres, et à son grand dam ! « Que de mécomptes, que de déboires, que de « soucis, que de tristesses lui a valus l'autosug- « gestion qu'il pratiquait couramment sur lui- « même ! Plaignons-le. Il a été si souvent la « dupe des mirages de son imagination, il en a

« tant souffert qu'il y aurait quelque cruauté à « lui tenir rigueur de ce qui fit son tourment et « de ce qui est notre joie.

« Et même, si menteries il y a, qui de nous « n'a pas menti ? *Omnis homo mendax*, chante un « psaume. N'est-il point des mensonges néces- « saires ? A preuve, la politesse. S'étudier à dire « crûment toute vérité serait s'étudier à être le « dernier des rustres. Qui de nous ne ment « point ? Plus ou moins, assurément. Au vrai et « sans conteste, ce pauvre Chat, pour l'appeler « comme ses intimes, abusait. Il avait le men- « songe intempérant, d'une luxuriance postiche, « mais si charmante.

« Cependant ses menteries, à lui, ne sont le « plus souvent que de ces petites menteries que « l'Eglise qualifie de *joyeuses*, manières de plai- « santerie, ou encore d'*officieuses*, dites pour « rendre service, pour servir sa vanité, il est « vrai, mais exemptes de la malice du mensonge « *pernicieux*.

« Mensonges *joyeux*, mensonges *officieux*, « donc le plus souvent fautes vénielles, ajoute « l'Eglise. Et fautes d'autant plus vénielles ici « que le pécheur manquait un peu de ce que « vous, directeur de conscience, nommez d'un « bon vieux mot, l'advertance : il prêtait peu

« d'attention au péché qu'il commettait, il n'en « avait pas la conscience pleine et entière ; « comme nombre d'hystériques, il mentait sans « avoir l'intention formelle de mentir. Il mentait « sans le faire exprès. Que de choses il fit ainsi, « sans le faire exprès !

« Fautes vénielles, disons-nous, donc dignes « de pardon.

« Tout pesé, mon Père, il n'y a pas dans cette « histoire des Açores de quoi fouetter un chat. « Rentrez votre verges, et, en manière d'absolu- « tion, passez la main sur l'échine du pauvret. « Toutefois, gare aux coups de griffe ! »

— Tirons de cela quelque profit pour notre avancement moral. A beau mentir qui vient de loin, dit le proverbe. Or, le chevalier avait été immergé, on sait avec quelles précautions, très loin, très loin de la terre de France, à peu de distance des côtes du Maryland ; cela en 1791. Le récit de la baignade impavide, écrit en 1822, ne devait, suivant la volonté expresse du narrateur, être publié qu'après sa mort ; il ne le fut qu'en 1849, près de soixante ans après l'événement, donc un peu tard pour que le lecteur y allât voir. Chateaubriand croyait faire un mensonge de tout repos. Il avait compté sans les yeux et sans la mémoire d'un jeune Sulpicien. Les exigences de la politesse mises à part, ne mentons jamais. On n'est jamais sûr qu'il n'y ait pas quelque Sulpicien dans le voisinage.

*
* *

Menteries conscientes mises à part, à voir ainsi dans les *Mémoires d'outre-tombe* le fabuleux se mêler au vrai, l'envelopper au point de l'étouffer parfois, on se prend à songer à telle autobiographie du moyen âge où le merveilleux enveloppe aussi le réel et souvent le déborde, à *Ma vie* de Guibert de Nogent[1]. Chez l'un et l'autre mémorialiste, sensibilité aiguë, richesse imaginative, vanité littéraire et « recherche des expressions rares et insolites », pauvreté du sens critique, autosuggestibilité maladive; ici et là rêves avec hallucinations, et, comme milieu social, ici et là, époques troublées où l'équilibre mental risque plus d'osciller fâcheusement que dans les temps de paix et de calme. Mais, ici, la source de la suggestion est la hantise obsédante, mais sincère et naïve, de Dieu et surtout du diable, celui-ci toujours aux aguets,

1. B. Monod, *Le moine Guibert.* — M. G. Bourgin, *Guibert de Nogent, Histoire de sa vie.*

toujours agissant. Là, le bon Dieu ne se montre guère; la Providence n'est qu'une comparse aux apparitions furtives, faite pour jouer le jeu du grand homme; souvent même, elle s'efface devant le destin, le *fatum* de l'antiquité païenne. Que reste-t-il là comme principe de suggestion? Le diable. Oui, le diable lui-même sous la forme du démon de l'orgueil, comme on dit en chaire; et le voici qui se dresse presque à chaque page, plein de lui-même, au milieu de la troupe bariolée des farfadets de l'imagination.

Chateaubriand, fauteur de légendes, le cerveau plein de sensations et d'images qu'il exprime et clame au loin, sans les avoir au préalable soumises à la critique, c'est-à-dire tout à l'opposite de cet esprit de défiance de soi-même qu'est l'esprit scientifique, pourrait apparaître comme un homme du moyen âge égaré, dépaysé, dévoyé au milieu de ces siècles raisonneurs et réalistes que furent le XVIIIe et le XIXe siècles [1]. Comme un homme du moyen âge, tout entier à ses sensations, en proie à son imagination, il com-

1. « Ce qui caractérisait le moyen âge, c'est la *vive imagination*, la vision intense. Or, entre l'imagination vive et l'hallucination il n'y a qu'une différence de degré, si bien que tout grand artiste, tout *voyant* est un peu halluciné. » Th. Ribot, *L'hérédité psychologique*, 9e édition, p. 307.

pose, à certains moments, ses *Mémoires* comme une chanson de geste. Troubadour attardé et pressé, il prend comme héros le premier venu; il advint que ce premier venu fut lui-même.

Ses *Mémoires* sont, si l'on veut, comme sa *Légende dorée*, trop dorée; il ne laisse à nul autre le soin de le raconter; il veut être lui-même son Jacques de Voragine. Légende très laïque, — ainsi le voulut sans doute le malheur des temps, — l'image de Dieu devant laquelle il se prosterne le plus volontiers étant la sienne.

Chateaubriand est devenu l'objet d'un culte. Ce culte a ses fidèles, — bien mieux, ses dévots, — bien pis, ses fanatiques. Ceux-ci, acharnés à le disculper de ses mensonges évidents, sont souvent fort en peine de trouver des raisons. En voici une qui les vaut toutes. Qu'ils imaginent que, pendant que le grand rêveur, à sa table de travail, rêvait, le diable prenait sa plume et, en Malin qu'il est, inventait, inventait à perdre haleine. Ce sera très moyen âge; et, du coup, voilà le rêveur absous. Pauvre Chat!

L'hystérie a, parmi les gens du monde, un renom fâcheux: le mot éveille en eux l'idée d'un être trop épris de certaines réalités charnelles, trait de la névrose fort secondaire aux yeux du médecin, trait qui non seulement n'a rien de nécessaire, mais peut même faire place à une anormale et surprenante frigidité. Par contre, on attribue, dans le monde, à la neurasthénie quelques-uns des signes propres à l'hystérie ; un grain de neurasthénie y est même bien porté ; c'est presque une élégance ; cela vous vaut quelques marques d'intérêt, et tel se pare de sa neurasthénie qui protesterait, irrité, contre l'épithète scientifiquement et légitimement appliquée d'hystérique. Cette confusion du langage est l'origine de quelques malentendus. Entre médecins, qualifier quelqu'un d'hystérique n'est point assurément le combler d'éloges, mais ce n'est pas non plus le charger d'opprobres.

La neurasthénie (étymologiquement, faiblesse des nerfs) est assurément voisine de l'hystérie. Mais tandis que celle-ci est comme une modalité fonctionnelle du système nerveux, celle-là en exprime l'épuisement. Neurasthénie et hystérie ont du reste quelques traits communs : l'émotivité, l'insuffisance de la discipline intérieure, du pouvoir critique s'exerçant sur les idées et sur les actes. Mais la neurasthénie se distingue par quelques signes spéciaux, notamment par une céphalée, ordinairement diurne, comprimant la tête à la façon d'un casque trop étroit (casque neurasthénique), par une dépression mentale se traduisant par une diminution de l'intelligence, surtout de l'attention et de la mémoire, et par des troubles gastriques. Le « bouillant » chevalier de vingt-trois ans, en qui la vie surabonde et déborde, est aux antipodes de la faiblesse nerveuse, et il paraît bien difficile de faire de lui, dans sa maturité, un simple neurasthénique.

Que chez lui, comme il arrive souvent chez l'homme hystérique, au dire de Charcot, des accès de neurasthénie se soient de temps à autre surajoutés à la névrose primitive, à cela rien que de très vraisemblable : plusieurs de ses lettres à Mme de Duras et quelques-uns de ses entretiens avec M. de Marcellus le donnent à penser. Il y avait droit : à son système nerveux, déjà mal équilibré, il n'épargnait point, on le sait, les causes d'épuisement,

Chateaubriand hystérique? N'est-ce pas un bien gros mot? dira-t-on peut-être. Hystérique, et pourquoi ? Parce qu'il était vaniteux, fantasque, égoïste, agressif en politique, parce qu'il mentait plus souvent qu'il ne convenait, parce que la vue d'un jupon le troublait étrangement. A ce compte, qui de nous, hommes, n'est hystérique, peu ou prou? Qui n'a ses tares, héréditaires ou acquises, ses travers, ses défauts, sinon ses vices? Qui se peut targuer d'un parfait et permanent équilibre mental? En fait, ne sommes-nous pas tous des malades?

— Tous malades? C'est là une de ces affirmations en bloc, qui frappent par leur audace, mais dont il y a lieu de se défier, la vérité étant dans les nuances. La santé n'est qu'un mot : soit. Mais, avant de biffer ce mot du vocabulaire comme inutile, il convient de s'entendre. Non seulement l'état normal ou physiologique n'a rien d'immuable, mais il est l'instabilité même, instabilité que traduisent les variations incessantes de notre température centrale. La vie d'un organisme, en perpétuelle rénovation cellulaire, est à ce prix. Vivre, c'est, chaque jour, mourir en détail. Cette mort quotidienne et fragmentaire n'est pas la maladie; mais, vienne une déviation légère des échanges nutritifs normaux, déviation d'une extraordinaire fréquence, elle peut y conduire d'une façon insensible [1]. Ainsi, de même que la santé parfaite, et parfaite d'une façon continue, est un accident d'une si exceptionnelle rareté qu'on ne saurait trop s'en louer quand il vous atteint, l'équilibre mental parfait, sans dé-

1. Voir J. Héricourt, *Les frontières de la maladie.*

faillance, équilibre subordonné lui-même en partie à la constitution originaire et aux métamorphoses de nos tissus et de nos humeurs, n'existe guère qu'aux pays des chimères. Ici et là, l'état normal, ou tenu comme tel, comporte des oscillations qui, lorsque leur amplitude s'exagère, confinent à l'état morbide, ou le réalisent. Chacun des éléments psychiques qui, devenus morbides, constituent par leur groupement l'hystérie, offre des degrés. Il va sans dire qu'on peut être orgueilleux, égoïste, d'humeur inégale et agressive, menteur, fourbe, accessible à la suggestion, coureur de guilledou, etc.., sans être hystérique pour cela. Aucun de ces traits de caractère n'est en lui-même spécifique. Avant d'attribuer à l'un d'eux une valeur et d'en faire un signe de la névrose, il y a lieu de considérer d'abord son intensité, puis la fréquence de ses manifestations ou sa continuité, puis son association à d'autres signes de la névrose, enfin pour certains, comme le mensonge, sa modalité[1]. On le voit, n'est pas hystérique qui veut.

C'est ainsi que Fénelon a pu avoir une sensibilité vive, une imagination abondante, « l'esprit chimérique », quelque amour de soi et même

1. P. Hartenberg, *L'hystérie et les hystériques*, p. 17.

quelque malice, converser mystiquement avec Mme Guyon, sans risquer d'être taxé d'hystérie[1]. V. Hugo a pu avoir beaucoup d'orgueil, non moins de sensibilité et d'imagination, être extrême en ses opinions successives, fort attentif à ses intérêts et diablement madré[2] ; A. de Musset a pu être d'une sensibilité frémissante, être égoïste, infatué de lui-même, capricieux, ardent au plaisir ; Mérimée, mystificateur, égoïste et ami des femmes ; Montesquieu, étonnamment paillard ; Marbot, hâbleur sans vergogne ; Quentin de la Tour, outrecuidant et fantasque, sans qu'aucun d'eux encoure la qualification d'hystérique[3].

1. Il semble pourtant que l'hystérie l'ait guetté. S'il y fut peut-être prédisposé héréditairement, ce qui le sauva de la névrose, ce fut l'éducation qu'il reçut, le milieu dans lequel il vécut, la carrière qu'il choisit et à laquelle il se voua avec feu. Le prêtre sincère dans sa foi s'impose en effet une discipline intérieure, une sorte de dressage quotidien en vue du bien qui lui confèrent une plus pleine possession de soi-même et une valeur morale supérieure à celle de la généralité des laïques.

2. Michelet, génie excessif et instable, semble avoir côtoyé la névrose. Lire l'étude que lui consacre M. E. Faguet dans *le Dix-neuvième siècle*.

3. Il entre, à la vérité, dans tout diagnostic posé, comme dans tout jugement porté, une large part d'appréciation personnelle. De légères oscillations hors de la normale suffisent à quelques médecins pour que tel grand homme, littérateur ou même orateur de la chaire, soit considéré comme à moi-

Tout autre nous a paru Chateaubriand ; et l'épithète, quoique mal famée, doit le réjouir, lui ou sa grande ombre.

Et d'abord elle a, par son étymologie, je ne sais quoi, ou plutôt je sais bien quoi de féminin qui n'est pas pour lui déplaire. A côté du Chateaubriand solennel et gourmé, n'y avait-il pas pour les intimes, mais pour les intimes seulement, un Chateaubriand très vert en ses propos, « un Chateaubriand secret, lâché et débridé de ton » ?

Et puis elle le range tout près de ces femmes fantasques qu'il a tant aimées, voisinage pourvu de plus d'attraits que les bords de la Seine préférés de son rival de gloire.

Et puis elle atteste sa perspicacité : lui-même se qualifiait d'androgyne ; il se soupçonnait atteint du *morbus sacer* des anciens, sorte de pandemonium de maladies nerveuses.

tié fou ; à lire certains ouvrages, notre Panthéon littéraire et artistique ressemblerait fort à une annexe des Petites-Maisons. Travers, défauts ou vices ne semblent cependant pas avoir été plus fréquents chez les grands hommes que chez ceux du commun. Si, chez eux, ils frappent plus les regards, c'est à cause du grand jour que leur vaut la célébrité : il ne faudrait pourtant pas que les petites gens, comme nous, abusassent de leur obscurité.

De même que le génie peut exceptionnellement loger sous le même toit qu'une névrose, il n'est point une névrose ; il n'est point la névrose et aurait pu exister sans elle.

Et puis elle lui vaut la commisération qui s'attache à tout malade.

En le disculpant en partie de toutes ses frasques, elle lui tend la perche.

Elle ne lui dérobe rien de son génie.

Enfin, elle le sauve de l'épithète de simple menteur ou de menteur dénué de simplicité, comme il voudra.

Peut-être, à cause d'elle, rate-t-il l'apothéose, qu'on ne décerne généralement pas aux malades ; mais, par elle, il esquive l'anathème dont l'Apocalypse poursuit le menteur tout court, et « l'étang de soufre et de feu » dans lequel elle le plonge.

Chateaubriand doit être content.

ÉVREUX, IMPRIMERIE CH. HÉRISSEY, PAUL HÉRISSEY, SUCC[r]

En préparation :

CHATEAUBRIAND

ET

L'HYSTÉRIE

ESSAI DE PSYCHOLOGIE MORBIDE

PAR

Le Dr POTIQUET

NOUVELLE ÉDITION CORRIGÉE ET AUGMENTÉE

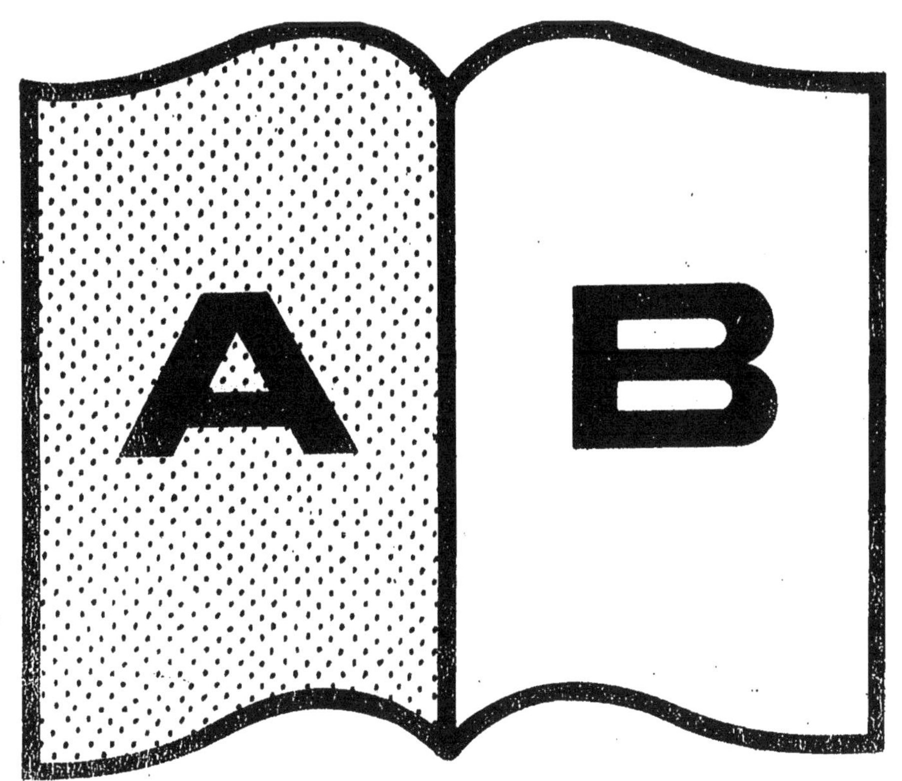

Contraste insuffisant

NF Z 43-120-14

www.ingramcontent.com/pod-product-compliance
Ingram Content Group UK Ltd.
Pitfield, Milton Keynes, MK11 3LW, UK
UKHW020341220726
13923UKWH00004B/1526